DISCOURS

SUR

LA STATION MÉ~

DE

VICHY

PRONONCÉ A L'HOPITAL DE LA PITIÉ, DANS LA SÉANCE DE CLOTURE
DU COURS DE CLINIQUE DES MALADIES DE L'ESTOMAC,
LE 25 MARS 1885,

PAR

VICTOR AUDHOUI

Médecin de l'hôpital de la Pitié
et du Ministère des Affaires étrangères, etc.,
Rédacteur en chef de la Thérapeutique contemporaine.

PARIS

ADRIEN DELAHAYE ET EMILE LECROSNIER, ÉDITEURS
Place de l'Ecole-de-Médecine.

—

1885

DISCOURS

SUR

LA STATION MÉDICINALE

DE

VICHY

PRONONCÉ A L'HOPITAL DE LA PITIÉ, DANS LA SÉANCE DE CLOTURE
DU COURS DE CLINIQUE DES MALADIES DE L'ESTOMAC,
LE 25 MARS 1885,

PAR

VICTOR AUDHOUI

Médecin de l'hôpital de la Pitié
et du Ministère des Affaires étrangères, etc.,
Rédacteur en chef de la Thérapeutique contemporaine.

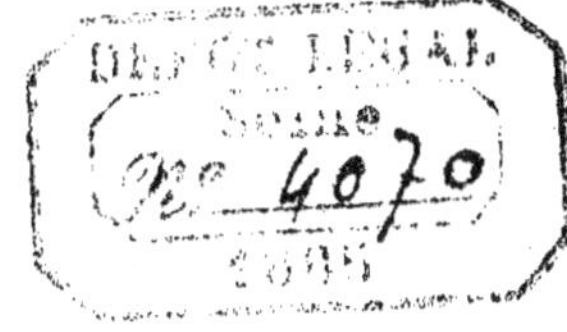

PARIS

ADRIEN DELAHAYE ET EMILE LECROSNIER, ÉDITEURS

Place de l'Ecole-de-Médecine.

—

1885

DISCOURS

SUR

LA STATION MÉDICINALE

DE

VICHY

Importance des eaux minérales naturelles. Motifs qui m'engagent à consacrer quelques leçons à l'étude de l'Hydrologie médicale. — Vichy : la localité, la ville, les sources. — Toutes les eaux de Vichy ont une composition chimique analogue ; elles ne diffèrent que par la température : eaux chaudes, eaux tièdes, eaux froides. Qu'on ne doit exporter que les eaux froides de Vichy. Buvettes et bains.— Sommaire des états morbides traités à Vichy. Théorie médicinale de ses eaux : leur action excitante, détersive, apéritive ; et de l'influence de la médication de Vichy, sur le jeu de l'absorption et des excrétions.

Messieurs,

Les eaux minérales naturelles sont si importantes, elles s'appliquent avec un tel succès à tant de maladies différentes, à tant de cas si divers, qu'il me paraît difficile, que celui qui professe un cours de Médecine pratique, même sur des sujets restreints, ne rencontre pas quelquefois une occasion d'en parler. Mais, c'est surtout lorsqu'on traite des maladies de l'estomac et des organes digestifs que cette occasion devient plus fréquente ; et voilà ce qui m'a amené, à plusieurs reprises, dans mes leçons de l'an passé et de cette année, à vous entretenir de l'action médicinale et de l'emploi de ces eaux. J'avais encore un autre motif : c'était le désir de m'instruire en vous enseignant. Les circonstances qui m'ont conduit à Vichy, pour y pratiquer l'art de guérir, m'imposaient la nécessité de faire une étude approfondie des eaux minérales. Or, vous n'ignorez pas ce besoin de l'homme qui débrouille un sujet où tout lui semble nouveau : ce besoin d'exprimer la satisfaction qu'il éprouve ; et qu'il manifeste en s'efforçant de communiquer aux autres ce qu'il vient d'apprendre. Il ramasse ses idées, il leur donne une forme propre qui se grave, s'il est habile et original, et dans sa mémoire et dans celle de ses auditeurs. J'ai donc appris moi-même dans ces leçons : j'ai appris, mes chers élèves, en vous instruisant ! Mais, le programme du Cours clinique des maladies de l'estomac, que je dois respecter, me forçait à me restreindre. C'est pourquoi, je n'ai pu faire que de courtes excursions sur le domaine de l'Hydrologie. Je me suis borné, en effet, lorsqu'il s'est agi des eaux minérales naturelles, aux seules parties afférentes aux désordres des organes digestifs ; et, cela a suffi pourtant à éveiller votre curiosité. Vous m'avez demandé de m'étendre davantage, vous m'avez fait observer que l'enseignement des Facultés de médecine était nul sur ce point comme sur tant d'autres, vous avez fait appel à ma bonne volonté : j'avoue que vous m'avez ébranlé ! Je n'ai pas d'objection sérieuse à opposer à votre demande ; et je me résous de bon cœur à vous satisfaire.

Je me propose, en reprenant ce Cours, de consacrer mes premières leçons à l'étude des eaux minérales naturelles. Je vais en préparer le programme, que je m'efforcerai de remplir aussi complètement, aussi-médicalement qu'il sera possible. Et, je réduirai ces leçons à un petit nombre, afin que, le sujet étant présenté dans un cadre restreint, proportionné à votre attention, vous puissiez en tirer, sans effort, le plus grand profit. Cependant, je veux, dans la séance d'aujourd'hui, qui va servir de clôture à nos leçons de cet hiver, je veux vous entretenir de Vichy. C'est la première station médicinale de France, et peut-être du monde ! Vous devez la connaître, non pas dans ses détails, mais dans son ensemble ; et je considère comme un devoir de vous la soumettre : devoir qui s'impose à moi, sans doute, maintenant que ma carrière de praticien paraît être définitivement liée à l'avenir de cette célèbre station.

Je vais donc traiter de Vichy ; et, dans ce discours, je ferai passer sous vos yeux d'abord la localité, la ville et les sources. J'étudierai ensuite l'eau minérale naturelle qui constitue la station. Enfin, je terminerai par un exposé sommaire des préceptes qui doivent, d'après la nature de ses effets, régler l'emploi de cette eau.

Vichy est bâti au bord même de l'Allier, sur sa rive droite, au centre d'un vaste cirque traversé par cette rivière et par le Sichon. Les collines qui l'environnent sont peu élevées, cultivées jusqu'au sommet et disposées en trois massifs que les deux rivières séparent. Le sol de la ville basse a fait partie autrefois du lit de l'Allier ; mais, les révolutions constantes des couches terrestres superficielles, surtout les travaux des hommes, l'ont profondément modifié et ont fini par éloigner la rivière des lieux qu'elle occupait, ou qu'elle envahissait dans les grandes eaux.

La vallée se dirige à peu près du sud au nord, en inclinant un peu vers l'ouest. Étroite au-dessus de la station, elle va s'élargissant au-dessous. Les collines qui la circonscrivent au couchant sont un peu plus basses que celles qui la limitent à l'est : elles permettent ainsi à la vue de s'étendre, de ces dernières, par-dessus les bois de Randan, jusqu'à la chaîne des Puits. En approchant de la ville, le massif oriental s'élève d'abord pour constituer, au-dessus du hameau d'Abrest, la côte de Saint-Amand ; et, s'abaissant aussitôt, il se décompose en une suite de mamelons qui séparent Vichy de Cusset. Le plus remarquable de ces mamelons, situé dans Vichy même, porte le nom des Célestins (1). Au sud, l'ouverture de la vallée est fermée par les hautes montagnes du Forez ; au nord, le sol s'abaisse et l'œil se perd au loin sur les plaines du bas-Allier.

A Vichy, cette rivière, s'inclinant brusquement à l'ouest et se relevant ensuite au nord, décrit une courbe immense sur la digue qui dé-

____

(1) Il y avait en cet endroit un Couvent de Célestins dont il ne reste plus que des vestiges.

fend la ville et la met, ainsi que les sources, à l'abri de l'inondation.
Cette digue représente un grand et magnifique travail ! Elle supporte,
en amont, un pont qui relie Vichy à Gannat, à Hauterive, à Randan ;
et soutient, en aval, un barrage qu'on dresse au moment de la saison.
C'est grâce à ce dernier ouvrage, que l'eau, élevée, forme en été, devant la ville, comme une espèce de lac présentant le double avantage
d'embellir le paysage et de couvrir entièrement le lit marécageux de la
rivière, dont les émanations ne laisseraient pas de rendre l'air malsain
au moment même où affluent les étrangers.

Le fond de la vallée de l'Allier, chargé de sables et de graviers, est
presque inculte : les bords du Sichon, au contraire, sont couverts de prairies très fraîches et bien ombragées. Ce petit cours d'eau traverse Cusset, et vient se jeter dans la grande rivière à quelques centaines de
mètres au-dessous de Vichy. La ville, en effet, s'arrête au bief du Sichon,
le long duquel se déroule l'allée de Mesdames (1). A Cusset, le Sichon
reçoit un petit ruisseau nommé le Jolan ; et, si vous les remontez l'un et
l'autre, en pénétrant dans le massif montagneux de l'est, vous ne tardez
pas à arriver, par des routes trop fréquentées, à des lieux sauvages et
pittoresques : à l'Ardoisière sur le Sichon, aux Malavaux sur le Jolan.
Au delà du Sichon, dans le massif du nord-est, se dresse la Montagne
verte. Elle domine le pays ; et, à ses pieds, en se tournant vers le sud,
on distingue, assises côte à côte, les deux villes de Cusset et de Vichy.

Le ciel de cette région du Bourbonnais présente, même en été, de
grandes variations. Les chaleurs y sont fortes, parfois étouffantes ;
mais, dès qu'il pleut, serait-ce sous la canicule, il y fait froid. L'air est
très chargé d'humidité, très salubre, d'ailleurs, malgré le voisinage des
prairies du Sichon et des jonchaies de l'Allier. Il paraît, enfin, d'après
certaines recherches récentes, que cet air contient, au voisinage des
sources, une quantité d'acide carbonique plus forte que l'ordinaire :
mais ce fait, qui doit être réel, sans doute, me semble peu important.

Vichy s'étend, le long de l'Allier, depuis le mamelon des Célestins
qu'il couvre, jusqu'au bief du Sichon ; et l'on divise la ville en deux
parties : le vieux Vichy et Vichy-les-Bains.

La vieille ville se dresse sur le mamelon des Célestins et aux alen-

_____

(1) Mesdames Adélaïde et Victoire de France, tantes du roi Louis XVI.

tours. L'église Saint-Blaise et la Tour de l'horloge lui servent de centre. La ville nouvelle va du pied de ce mamelon jusqu'au bief. Elle atteint à l'est le chemin de fer et dépasse la Gare. De ce côté-là ses dernières maisons se rapprochent beaucoup des premières de Cusset. La route de Vichy à Cusset, longue de deux kilomètres environ, éclairée au gaz pendant les premières heures des nuits obscures, forme une sorte de promenade que l'on parcourt aisément à pied. Ces deux villes, qui se touchent presque, ont une population fixe d'importance égale et qui atteint sept mille âmes. Mais Vichy, gros centre industriel et commercial, n'est qu'une simple commune, tandis que sa voisine est chef-lieu de canton et le siège d'un tribunal de première instance. L'une a la richesse et la célébrité, l'autre le pouvoir politique; et telles sont les causes d'une rivalité féconde en incidents variés.

Et, maintenant, jetez votre vue du côté de l'Allier (1) : aussitôt vous distinguerez dans un étroit espace des objets qui nous intéressent.

Voici, d'abord, en face de nous, l'Établissement thermal et ses usines, le Grand établissement d'un côté, les Galeries nouvelles de l'autre : c'est un des plus vastes et des plus beaux établissements de l'Europe. Le Grand établissement, qui renferme les bains de première classe, se termine, du côté de la rue Lucas, par une galerie dite du Nord ou des sources. Elle est bâtie sur les griffons de la Grande-Grille, du Puits-Carré, de la source Chomel; et on y a aménagé la buvette de la source de Mesdames. Voici, à côté de nous, les bains de Lardy et de Larbaud serrés entre le mamelon des Célestins et la rivière; un peu plus loin la Mairie et la place de l'Hôtel-de-Ville, le Casino, la place Rosalie, l'Hôpital civil avec les bains dits de l'Hôpital, la place d'Allier, la place du Château-d'Eau et l'église de Saint-Louis. Plus loin encore, le pavillon Prunelle, la place Lucas, l'Hôpital militaire, l'Éden-Théâtre, la Halle, la place du Marché, la Gare. Enfin, regardez les parcs qui sont, après les sources, l'honneur même de Vichy.

Autour de l'ancien parc, bordé à l'une de ses extrémités par le Grand établissement et à l'autre par le Casino et ses dépendances, s'élèvent de vastes hôtels. A sa gauche, vous remarquerez le plus beau quartier

---

(1) Le plan de Vichy et des localités environnantes a été placé sous les yeux des auditeurs pendant la séance, ce qui explique l'allure générale et le ton de la première partie de ce discours.

de Vichy, avec ses maisons anglaises, ses chalets, ses villas. A sa droite, l'Établissement thérapeutique si intéressant, si complet et si utile, connu sous le nom de Hammam vaporifère, ensuite le Cercle international ; et, du même côté de la ville, les rues populeuses de Paris et de Nimes, enfin les Établissements hydrothérapiques qui ajoutent encore quelque chose aux ressources médicinales de la station.

Portez vos pas vers les bords de l'Allier : voyez se dérouler le vaste ensemble des nouveaux parcs auxquels on peut joindre le gracieux jardin des Célestins et les bosquets de Lardy. Ils ont été créés en même temps que la digue ; et l'on a su les enrichir de sites variés et magnifiques. Pourquoi n'a-t-on pas complété l'œuvre en exhaussant leur niveau? Les parties que je vous montre et qui bordent le boulevard National, ne sont pas sensiblement au-dessus du lit de la rivière; aussi les trouve-t-on froides, humides, malsaines. Cette disposition en contre-bas, les arbres épais et le voisinage de l'eau, communiquent aux nouveaux parcs une humidité et une fraîcheur telles qu'ils sont presque impraticables le soir. Mais, ce qui en éloigne encore plus les promeneurs aux heures de nuit, et je le dis avec peine, c'est l'étalage effronté de ces besoins naturels et trop souvent factices, qu'une civilisation vraiment policée doit éloigner des oreilles et des yeux! Je voudrais aussi que la municipalité s'opposât au dépôt des immondices dans le lit de la rivière, le long de la digue et au-dessus du barrage ; enfin, je voudrais qu'une police exacte veillât à la propreté de certains endroits des parcs dont l'odeur affecte péniblement l'odorat.

Le chemin qui surmonte la digue enveloppe de ce côté les nouveaux parcs. Il est soigneusement entretenu et forme une belle promenade, en face de la campagne, entre les arbres et l'eau. Cette promenade est admirable par les belles soirées d'été ; et, comme elle est moins froide que les parcs, elle est aussi plus fréquentée, lorsque la nuit est venue.

Messieurs, je vais examiner maintenant les sources de Vichy. Je considérerai d'abord leur situation respective et leur manière d'être au griffon. Les unes naissent dans la ville même, les autres dans les localités prochaines. Les premières sont la Grande-Grille, le Puits-Carré et la source Chomel (1), l'Hôpital, les Célestins, Lucas, Prunelle (2), Lardy

(1) Chomel, médecin de Vichy au XVIIIe siècle.
(2) Lucas et Prunelle, anciens médecins de la station dans notre siècle.

et le Parc ; les secondes : Mesdames et les sources de Cusset, Saint-
Yorre, Hauterive, enfin la source de Larbaud. Cette dernière prend
naissance au bas de la côte Saint-Amand, non loin des berges de l'Allier, à un kilomètre environ en amont des dernières maisons de Vichy.
Il en existe encore une autre hors de la ville : elle jaillit dans le
village de Vesse que vous voyez là, à quelques pas du pont. Remar-
quez que cette source et celle d'Hauterive sont les seules qui appartiennent à la rive gauche de la rivière. L'eau de la source de Vesse
sort avec force par intervalles : elle est franchement intermittente ; et
ce phénomène naturel, qui existe aussi à Saint-Yorre, mais avec bien
moins d'ampleur, représente un objet de curiosité très intéressant.
Toutes ces sources extérieures sont exploitées sur place, sauf deux
dont l'eau est amenée à Vichy. Celle de Larbaud vient desservir
un établissement construit en façade sur le boulevard des Célestins ;
celle de Mesdames, arrivant de Cusset, alimente une buvette dont je
parlerai tout à l'heure.

Tel est l'ensemble des sources qui portent le nom de Vichy. Toutes
ne sont point spontanées ou naturelles ; plusieurs sont des puits forés
ou artésiens. Et, d'abord, énumérons les sources naturelles : la Grande-
Grille, le Puits-Carré et Chomel, l'Hôpital, Lucas, Prunelle, Saint-Yorre,
les unes venant jaillir au-dessus du sol, les autres n'atteignant pas ce
niveau et nécessitant l'emploi de pompes spéciales. Quant aux puits
artésiens, les voici : Hauterive, Lardy, Larbaud, Sainte-Marie de Cusset ; Mesdames, enfin les sources de Vesse et du Parc.

Je veux vous donner une idée sommaire de chacune de ces sources,
ou plutôt des principales ; et, pour ne pas trop surcharger mon discours,
je mettrai de côté celles qui sont exploitées à Cusset. Ces sources de
Cusset, à l'exception de Mesdames, sont, d'ailleurs, bien effacées. Il y
a, dans cette ville, un petit établissement coquet, fort propre, bien
aménagé, mais qui n'a jamais pu fixer sur lui, d'une façon sérieuse, l'attention publique. Peut-être se trouve-t-il tout ensemble, et trop éloigné
et trop rapproché de Vichy? On l'appelle Sainte-Marie du nom de la
source qui jaillit dans son jardin.

Je commence par la Grande-Grille (1), car c'est la première et la plus

(1) Cette source tire son nom d'une belle et grande grille, aujourd'hui disparue ;
et qui, autrefois, la protégeait.

importante des sources de la station. Cette fontaine fameuse est située
à l'extrémité orientale de la galerie du Nord, dans une sorte de salle
assez élevée, mais petite et tout à fait insuffisante. L'eau jaillit en
bouillonnant au centre d'un bassin étroit qui s'élève à peine au-dessus
du sol. Ce bassin est logé dans un espace circulaire entouré d'un gril-
lage supportant à hauteur d'appui une table pour les verres. Les femmes
qui donnent l'eau tournent dans cet espace autour du bassin. Elles
placent le verre à remplir dans une casserole et puisent au bouillon
même. L'installation de la Grande-Grille est défectueuse ; à de certaines
heures, il faut se battre pour en approcher. Et, comme il n'est pas possible de l'abandonner dans l'état où nous la voyons, inabordable dans
un coin et dans un trou, je propose encore de dégager ses abords, en
abattant cet angle de l'Établissement thermal, pour lui donner une disposition plus conforme aux besoins du service et à la commodité des
buveurs.

Le Puits-Carré est la source la plus abondante de Vichy. Caché dans
le sous-sol du Grand établissement, à quelques mètres de la Grande-
Grille, il est situé vers la partie moyenne de la galerie. La pompe de la
source Chomel en marque à peu près la place. Cette dernière, qui n'est
sans doute qu'un filet d'eau du Puits-Carré, se montre extérieurement à
l'angle formé par la jonction des galeries. A côté, se trouve disposé un
cabinet, où l'on va se rincer la bouche et se gargariser avec de l'eau
minérale.

A l'autre extrémité de la galerie du Nord, faisant le pendant de la
Grande-Grille, s'élève doucement sans agitation, dans un godet dressé
au milieu d'un petit bassin, l'eau de Mesdames. Ce bassin est à hauteur
d'appui et séparé du public par la table étroite sur laquelle on pose les
verres. L'eau coule si lentement qu'il suffit d'en puiser deux à trois
verres pour vider entièrement le godet ; et il faut attendre un instant
pour pouvoir recommencer la distribution.

Quittons le Grand établissement, traversons le parc et rendons-nous à
la place Rosalie (1). Voici la source de l'Hôpital, l'ornement de cette place
et la plus belle fontaine de Vichy. L'eau s'élève à gros bouillons, dans un

(1) En souvenir de Rosalie, duchesse de Mouchy, qui, en 1819, fit, à ses frais,
assainir cette place et aménager convenablement la fontaine de l'Hôpital.

vaste bassin situé sur un léger monticule couvert de gazon et planté d'arbres. Une coupole protège la fontaine, que défend, d'ailleurs, une balustrade dont on ferme les portes quand vient le soir. Le bassin, élevé à hauteur d'appui, est isolé de la voie réservée au public par une table circulaire en dedans de laquelle se tiennent les femmes qui distribuent l'eau. Elles la puisent dans le bouillon même, comme à la Grande-Grille, et par un semblable procédé.

Descendons maintenant la rue du pont et tournant à gauche par la rue Sévigné, en passant devant la maison qu'habita madame de Sévigné pendant son séjour à Vichy, suivons le boulevard des Célestins, jusqu'à ce que nous rencontrions le parc et les sources qui portent ce nom si connu. Il y en a trois : la Vieille-source, la Source-nouvelle et la Source de la grotte qui ne représentent, sans doute, que des griffons isolés d'une même nappe d'eau. Ces sources sont situées dans la partie inférieure du jardin, sous le rocher des Célestins qui les couvre du côté du nord et de l'est. Elles sont cachées sous le sol; et leur eau est portée à hauteur convenable au moyen de pompes appropriées. La Vieille-source ne présente rien de remarquable : une pompe vulgaire, logée sous un petit hangar, marque simplement sa place. La Source de la grotte est représentée par deux corps de pompe qu'une table relie entre eux. Cet appareil est dressé derrière une construction banale éclairée par des fenêtres à vitraux criards. La grotte forme le fond de la salle. Elle est sans profondeur, sans naturel, trop propre, disgracieuse et gâtée par certains bustes ridicules qui ont l'air d'être des portraits d'empereurs romains. Quant à la Source-nouvelle, son eau est élevée au moyen d'une seule pompe et distribuée par un tuyau à robinets, fixé le long d'un mur, d'où s'échappent aussi quelques filets d'eau ordinaire destinée à laver les verres. Une longue table étroite complète l'aménagement de cette buvette enfermée dans un pavillon qui permet de boire à l'abri.

Un pavillon couvre aussi la source Lucas, isolée, en face de l'Hôpital militaire, sur la petite place Lucas. A côté, sur la même place, se trouve le pavillon qui protège la source Prunelle. L'eau de ces deux sources est élevée au moyen de pompes. La source Lucas possède un cabinet destiné aux mêmes usages que celui de la source Chomel. Il suffit, enfin, de jeter en passant un simple regard sur la pompe de la source

du Parc et sur le griffon du puits Lardy dont le mince filet d'eau
s'échappe par jets saccadés.

Une excursion à Hauterive et à Saint-Yorre est toujours intéressante.
Hauterive que vous voyez là, dans le fond de la vallée, est un hameau
situé à six kilomètres de Vichy, sur la rive gauche de l'Allier. Son
église et son puits artésien sont renommés. La source est placée au
niveau de la rivière et les arbres qui l'entourent composent un parc
agréable. Le hameau de Saint-Yorre, dont la source est plus renommée
encore, se trouve du côté opposé, sur la rive droite, à huit kilomètres de
la ville. L'eau jaillit également au niveau de la rivière ; mais ici, le ter-
rain se dresse aussitôt et forme un amphithéâtre couvert d'arbres, de
jardins, de prairies et séparé de l'Allier par la jetée du chemin de fer.
A quelques pas de la source s'élèvent les bâtiments d'exploitation pour
l'expédition des eaux ; et sur la colline, faisant face à l'ouest, vers les
monts d'Auvergne, est assise la maison de campagne du très honorable
propriétaire de la source, M. Larbaud-Saint-Yorre. Seriez-vous curieux de savoir à qui appartiennent les sources de Vichy ? eh bien ! je
vais vous l'apprendre : L'État français, représenté actuellement par
une Compagnie fermière, possède les plus belles et les plus illus-
tres, telles que la Grande-Grille, le Puits-Carré et Chomel, Mesdames, l'Hôpital, les Célestins, auxquelles il faut joindre les sources
moins importantes de Vesse, d'Hauterive, de Lucas et du Parc ;
M. Larbaud-Saint-Yorre vient ensuite avec les sources Prunelle
et de Saint-Yorre. Enfin une Compagnie dite des Eaux minérales et
des Bains de mer, issue prétend-on de la Compagnie fermière des
sources de l'État, possède les deux puits médiocres de Larbaud et de
Lardy. J'ignore à qui appartient pour le moment l'Établissement
thermal de Cusset.... J'abandonne à regret ces coteaux et ces vallons
de la rive droite de l'Allier : beaux paysages où l'on peut méditer
dans la solitude et se mêler sans contrainte aux œuvres de la nature.
Voyez, de la côte Saint-Amand, ces couchers superbes du soleil d'été : ils
chargent l'occident des couleurs les plus variées, les plus chaudes, les
plus pénétrantes. Les teintes plus uniformes, plus calmes, des fraîches
matinées de septembre, dans les prairies du Sichon, ont quelque chose
d'aimable et de doux. Si vos fibres possèdent encore toute leur sou-
plesse, allez goûter la nuit étoilée sur la route des Malavaux et de l'Ar-

doisière ; livrez vos sens au charme de ces belles nuits et, surtout, laissez flotter votre pensée dans le mystère d'un délicieux clair-obscur. J'ai assisté, des sommets de Saint-Yorre, à l'orage nocturne, je l'ai vu déchirer le ciel bouleversé par la tempête en nous couvrant de ses feux, j'ai suivi ce drame du monde physique, qui attire, qui attache, qui transporte. Et, je me suis prosterné, du haut des collines de Mariol, devant l'aube adorable des jours de juillet. O la divine Nature !... Mais, je dois tout quitter, Messieurs, pour vous ramener à Vichy.

Je rappellerai à la composition de l'eau de la Grande-Grille, celle de toutes les eaux des sources naturelles et des puits artésiens de Vichy. L'eau de la Grande-Grille est chaude, incolore, limpide, faiblement gazeuse, d'une saveur lixivielle peu appréciable, à peine odorante : car, il ne faut pas lui attribuer l'odeur désagréable, vaguement sulfurée, qui imprègne à de certaines heures l'atmosphère de la galerie et qui provient sans doute de l'encombrement et du défaut d'aération. Cette eau contient, par litre, environ cinq grammes trente-cinq centigrammes de sels de soude et quatre-vingt-onze centigrammes de gaz acide carbonique libre ; et, sur la quantité des sels sodiques, j'observe que la soude carbonatée saturée, autrement dit le bicarbonate de soude, est représentée par quatre grammes quatre-vingt-huit centigrammes, le sel marin par cinquante centigrammes (1). Donc, la Grande-Grille donne une eau alcaline gazeuse, très légèrement salée. Les autres principes minéraux que découvre l'analyse chimique y sont en quantité insignifiante. Il suffira de les énumérer : ce sont les bicarbonates de potasse, de magnésie, de strontiane, de chaux ; les bicarbonates de protoxyde de fer et de manganèse ; la lithine ; le sulfate de potasse ; le phosphate, l'arséniate et le borate de soude ; la silice et des matières organiques bitumineuses. J'ignore si l'énumération est complète ; mais, ce que je puis assurer, c'est que la pousser plus loin n'offrirait aucun intérêt.

Sauf de certaines variations, inévitables d'ailleurs, mais insignifiantes, on peut affirmer que toutes les eaux de Vichy, quelle qu'en soit l'origine, sont fort analogues, sinon identiques ; que toutes sont alca-

(1) D'après les analyses de J.-P. Bouquet. Paris, 1855. In-8°.

lines, gazeuses, avec une pointe de sel marin. Cependant, je crois utile
de vous signaler en passant la matière organique verte de la source de
l'Hôpital et les dépôts ferrugineux ocracés de l'eau de Mesdames et du
puits Lardy. Enfin, Lucas et Prunelle répandent une légère odeur sul-
fureuse ; mais tout cela ne fait pas des eaux martiales ou sulfurées. Le
principe dont la quantité varie le plus d'une source à l'autre est l'acide
carbonique libre. Il est soumis ici à la règle générale : il y en a, en effet,
d'autant moins que l'eau est plus chaude et d'autant plus que la température de l'eau est moins élevée. Vichy ne possède, en définitive,
qu'une seule qualité d'eau minérale ; et cette eau, suivant le lieu d'origine, est chaude, tiède, froide, ou bien sans fraîcheur. La Grande-
Grille est à quarante-deux degrés environ ; le Puits-Carré marque qua-
rante-quatre degrés et Chomel quarante-trois : ce sont des eaux
chaudes. L'eau de l'Hôpital à trente-deux degrés est tiède. Les eaux
froides sont celles de Saint-Yorre, des Célestins, d'Hauterive : la première est à onze degrés, la nouvelle des Célestins à douze, la troi-
sième en marque quatorze. Enfin, je range parmi les eaux sans fraîcheur, Mesdames à la buvette de Vichy, Prunelle, Lucas, Lardy, etc.

A Vichy, on boit de l'eau de toutes les sources, du Puits-Carré même,
par l'intermédiaire de la source de Chomel. Cependant, les buvettes les
plus fréquentées sont celles de la Grande-Grille, de l'Hôpital et des
Célestins. A la suite, se placent Mesdames et Lardy. On abuse de cette
dernière, dont on prend l'eau, le soir, après le repas et presque toujours à l'insu du médecin. D'où vient cette mode, qui a fini par passer
à l'état de coutume invétérée, et contre laquelle je me suis élevé
jusqu'ici sans résultat ? je l'ignore. Mais, je puis vous dire que ce
verre d'eau, pris ainsi sans nécessité, est souvent funeste. Que d'indi-
gestions et de mauvaises nuits à mettre à son compte ! C'est tout de
même un curieux spectacle que celui de la rue de Nîmes, à la nuit
tombante, lorsque la foule rieuse et bavarde se dirige vers le jardin de
l'Établissement Lardy ! La promenade est agréable ; et serait d'ailleurs
salutaire, sans ce méchant verre d'eau.

L'exportation des eaux de Vichy a atteint des proportions considéra-
bles, proportions qui augmenteront encore. Par malheur, on s'est mis
à transporter indifféremment l'eau de toutes les sources, les eaux chaudes, comme les eaux froides. Grande et grave erreur ! J'ai signalé déjà,

à maintes reprises, cet abus regrettable qu'il faut faire cesser au plus tôt. Les eaux chaudes de Vichy, la Grande-Grille et l'Hôpital, ne peuvent pas et ne doivent pas s'exporter. Ces eaux, mises en bouteilles et refroidies, ont perdu par cela même le seul caractère qui les distinguait. Quelques médecins ont pensé qu'en émettant cette opinion, je portais atteinte à la réputation de Vichy. Ai-je besoin de vous démontrer le mal fondé d'un tel jugement? Non seulement je ne porte pas atteinte à Vichy, mais au contraire, en combattant un mercantilisme outré, j'ai la certitude de maintenir, de fortifier, d'accroître même la grande et légitime réputation de ses eaux. Je répète donc et ne cesserai de répéter, que les eaux de la Grande-Grille et de l'Hôpital, transportées, ont perdu justement leur qualité spécifique, la température; et ne sont plus bonnes à rien, étant tombées, par le refroidissement, au-dessous des eaux minérales alcalines froides les plus vulgaires, à cause de la faible quantité d'acide carbonique libre qu'elles contiennent. Et l'expérience ne démontre-t-elle pas tous les jours que des tonneaux de Grande-Grille et d'Hôpital, bus au loin, ne valent pas quelques verres de ces eaux bues au griffon? Pourquoi ne pas demeurer dans la vérité commerciale et scientifique? N'est-ce pas étrange que tout paraisse permis, lorsqu'il s'agit de remèdes! Les eaux de Vichy ont une même composition et, par suite, des vertus analogues; mais, les unes sont chaudes, les autres sont froides : eh bien! qu'est-ce donc qui peut vous obliger à mettre l'eau chaude en bouteilles, à donner, loin de Vichy, de l'eau refroidie? De grâce, laissez l'eau chaude à Vichy, où les malades viendront la boire avec un extrême profit, et pour la plus grande gloire de la station et de la pratique médicale dont les intérêts se confondent! La sincérité, la vérité exigent qu'on n'expédie que les eaux froides. J'engage les médecins à n'ordonner, hors de Vichy, que de ces dernières. Ils ont à leur disposition trois sources renommées : les Célestins, Saint-Yorre, Hauterive : ils peuvent choisir; et l'eau ne manquera pas, je le certifie. D'ailleurs, l'usage de l'eau de Vichy exportée, pas plus que l'emploi du bain alcalin artificiel, dit de Vichy (1), ne représente en aucune manière, malgré de tenaces insinuations, la médication de Vichy. Cette médication, ai-je besoin de vous le dire, Messieurs? ne peut

____

(1) C'est un bain fait avec 500 grammes de bicarbonate de soude.

s'exercer qu'auprès des sources; et l'ingestion d'eau de Vichy froide, chez soi, ne doit être qu'une méthode de traitement préparatoire à la vraie médication de Vichy, ou complémentaire. Il ne s'agit pas, bien entendu, de l'usage qu'on peut faire de cette eau transportée à simple titre de boisson ou de tisane alcaline, ou comme représentant une eau de soude carbonatée (1).

L'eau pour les bains est fournie à l'Établissement thermal par le Puits-Carré, la Grande-Grille, la source du Parc. L'Hôpital militaire s'alimente à la source Lucas. La Source de l'Hôpital dessert les bains dits de l'Hôpital. Les sources de Larbaud et de Lardy donnent l'eau nécessaire aux établissements qui portent leur nom. La source Prunelle n'est pas encore utilisée et c'est regrettable, car elle est assez puissante pour fournir à l'alimentation d'un vaste établissement. Mais tout fait espérer qu'elle le sera dans un avenir prochain. Ces diverses sources ne jettent pas quotidiennement assez d'eau, quoique leur débit soit très considérable, pour répondre aux exigences d'une saison qui comporte l'entrée à Vichy, du mois de mai jusqu'au mois d'octobre, de trente-cinq à quarante mille personnes. On ramasse donc tout ce qu'on peut d'eau minérale pendant le cours de l'année, pour en user en temps opportun.

Le bain de Vichy n'a pas de composition constante : il est formé par un mélange d'eau minérale, d'eau commune froide et chaude. Chaque baignoire est munie, à cet effet, de trois robinets. On peut supposer que l'eau minérale entre ordinairement pour un tiers dans la composition du bain. Si j'emploie la forme dubitative, c'est que je n'ai pas pu avoir, à ce sujet, des renseignements fermes et concordants; et qu'il n'est pas au pouvoir des médecins de contrôler ce qui se passe dans les établissements thermaux.

On peut se faire une idée assez exacte des applications empiriques des eaux de Vichy en parcourant les nombreux ouvrages consacrés à l'histoire de cette station. Vous y trouverez, d'abord, que ces eaux sont

---

(1) L'eau de soude carbonatée de la Pharmacopée française, dite *Soda Water*, est composée de la manière suivante : Bicarbonate de soude, 1 gramme; Eau gazeuse simple, 650 grammes. C'est un dissolvant de la gravelle urique proposé autrefois par les Anglais. Elle se prend par verres.

spécialement applicables à la cure des maladies abdominales, c'est-à-dire de ces maladies qui affectent l'appareil urinaire et les parties sous-diaphragmatiques des organes digestifs. On y a joint, en différents temps, la chlorose et les écrouelles à cause de l'acrimonie acide qu'on supposait être l'origine de ces états pathologiques ; mais, autrefois, c'était le rhumatisme qu'on prétendait surtout y guérir. Aujourd'hui, le rhumatisme n'est plus traité à Vichy, parce que le mode d'administration des eaux a changé. On ne jette plus, en effet, directement sur les parties rhumatisées, les eaux chaudes du Puits-Carré et de la Grande-Grille, comme on faisait au XVIIe et au XVIIIe siècle, dans le petit établissement qui portait le nom de Maison du Roi (1) ; on n'y administre plus, en bains, ces eaux chaudes puisées immédiatement aux griffons. Mais, à défaut du rhumatisme, la goutte, cette affection qui, au point de vue médical, s'en rapproche tant, y est encore traitée : c'est même une des applications des moins contestées de l'eau de Vichy. Donc, si nous relevons, en historien fidèle, les désordres divers qui, dans l'esprit des médecins et aussi du commun des hommes, sont justiciables de Vichy, nous arrivons à dresser le catalogue suivant : on traite à Vichy, les suites des maladies catarrhales du duodénum et des voies biliaires, l'ictère catarrhal, l'engorgement ou congestion lente du foie de même nature ; la gastrite chronique, la gastro-entérite chronique et toutes leurs variétés ; les irritations lentes des voies urinaires avec ou sans albuminurie ; la lithiase biliaire et urinaire ; la goutte ; le diabète ; les affections abdominales palustres ; les engorgements simples consécutifs de la dysenterie et des entérites ; l'anorexie, et toutes les suites des maladies aiguës qui portent sur les fonctions gastriques et prolongent la convalescence ; la chlorose vraie ainsi que l'anémie ; enfin, les irritations chroniques de la muqueuse de la bouche et du pharynx, du rectum et de l'S iliaque, du vagin et du col de l'utérus, etc. Je passe sur quantité d'autres états symptomatiques auxquels, d'après ma pratique, on pourrait appliquer avec le même avantage la médication de Vichy, car j'ai hâte de vous tirer hors de l'empirisme pour vous amener à la lumière, c'est-à-dire à la véritable science et au grand art. Certes ! je ne veux pas nier l'utilité qu'il peut y avoir à mettre en face de chaque

(1) L'Etablissement thermal de Vichy était alors, comme aujourd'hui, une propriété domaniale.

station médicinale, de chaque fontaine, des noms de maladies déter-
minées ou d'états symptomatiques ; mais, laissez-moi vous affirmer
que, malgré de graves autorités, ce n'est pas en cela que consiste
l'hydrologie. Et, vous tenez, sans doute, à vous élever avec moi au-
dessus des préoccupations du vulgaire qui veut toujours être guidé
comme un enfant et qui s'attache à des mots ; et, aussi, au-dessus des
habitudes commerciales qui ramènent l'art de guérir à une simple question d'étiquette? Cherchons donc à découvrir, à formuler la théorie
médicinale des eaux de Vichy ; et lorsque nous l'aurons fixée, vous dé-
ciderez vous-mêmes des cas dans lesquels ces eaux peuvent intervenir
utilement. Alors, vous ne vous arrêterez plus à des indications tirées de
la seule terminologie, vous n'irez plus demander aux uns et aux autres
les noms des phénomènes morbides que Vichy pourrait dissiper (1).

Nous appliquons l'eau de Vichy aux parties externes du corps et nous
la donnons à boire. Cette eau représente donc, à la fois, un remède
interne et externe : double point de vue sous lequel je vais considérer
ses effets sur l'organisme de l'homme.

Le bain de Vichy se prend, en général, à la température du bain
domestique qui est de trente-trois à trente-quatre degrés. Sa durée ne
dépasse pas une heure, pendant laquelle la température de l'eau ne
baisse pas de plus d'un à deux degrés. Ce bain produit d'abord les
effets de l'immersion dans l'eau tiède : il imbibe l'épiderme, il assou-

---

(1) Voici, pour ceux que l'empirisme rural enchante, un tableau des attributions
médicales, spéciales, empiriques, de chaque source de Vichy : La Grande-Grille
est pour le foie, la jaunisse, la lithiase biliaire ; l'Hôpital pour l'estomac ; les
Célestins pour les organes urinaires, la goutte, la gravelle et les calculs. Saint-
Yorre et Hauterive transportées, pour toutes ces choses à la fois. Chomel
s'adresse à la gorge et aux bronches, aux angines et aux rhumes. Lucas et Prunelle joignent à ces diverses applications une vertu antidartreuse. Mesdames et
Lardy sont pour les anémiques : Mesdames spécialement recommandée aux jeunes
filles et aux jeunes femmes ; Lardy aux hommes. En outre, Lardy est censé pré-
cipiter la digestion du soir ; on dit même qu'un verre de cette eau peut faire l'of-
fice d'une tasse de café. La source du Parc sollicite ceux qui respirent mal. Le
Puits-Carré ne sert qu'aux bains ; de même Larbaud. Enfin, Vichy, dans son
ensemble, s'applique empiriquement aux personnes qui ont la peau généralement
chaude, le pouls un peu dur et accéléré, la face animée, qui sont, en un mot, de
complexion sanguine et disposées à l'apoplexie. Et, pour couronner le tout, on
assure qu'il existe des catégories de sujets dont la sensibilité s'accommoderait

plit le tissu de la peau, le rend plus perspirable et dilate ses vaisseaux ; il délasse et provoque les urines ; il régularise l'émission du calorifique et fixe le sentiment que nous avons de notre propre chaleur : enfin, il nettoie, ou, si vous voulez, il déterge (1) la surface cutanée. Cette dernière action du bain domestique, l'action détersive, est accrue encore dans l'eau de Vichy par la présence des sels alcalins, qui communiquent en outre à la peau, tout en l'excitant légèrement, une certaine onctuosité. Le bain de Vichy, en définitive, n'a point d'autre vertu, après avoir nettoyé la peau, que de soutenir et de forcer son action en même temps que celle des reins ; et, ce serait téméraire, je crois, de compter sur des modifications plus profondes que pourraient amener des principes minéralisateurs introduits dans l'organisme par absorption cutanée.

Rien n'empêche d'étendre, par analogie, aux muqueuses accessibles l'action détersive excitante des eaux de Vichy : muqueuses de la bouche, de la gorge, du nez, des parties rectales de l'intestin, du vagin et du col de l'utérus, où nous pouvons les appliquer directement. Nous verrons tout à l'heure ces mêmes effets se reproduire sur des muqueuses situées plus profondément.

L'eau de Vichy est avant tout un remède interne : on la boit ; et, ses principes constituants absorbés, pénètrent toutes les parties de l'organisme et sont rejetés ensuite au dehors. J'observe que l'eau prise ainsi renferme un agent qui ne se trouve pas dans les bains ; et c'est le gaz

mieux de l'emploi de telle source que de telle autre. J'allais oublier de dire que Lucas attribuait à l'eau de l'Hôpital une influence salutaire, comme spécifique, sur l'ensemble des désordres inflammatoires, utérins, péritonéaux et autres, qui constituent ce qu'on nomme vulgairement des *suites de couches* ; que l'ancienne fontaine des Acacias, représentée aujourd'hui par la source Lucas, était employée au traitement des engorgements glandulaires, du carreau, des scrofules ; et que la matière organique de l'Hôpital permettrait, à ce qu'on assure, de faire prendre quand même de l'eau de Vichy aux personnes d'une extrême sensibilité que tout remède révolte. On voit, comme dit un ancien auteur, que Vichy est capable de donner une ample satisfaction à tous les caprices. Ces attributions empiriques sont parfois utiles, mais souvent fort gênantes. Cela dépend du caractère du malade, qui résiste et veut en savoir plus long que le médecin, ou qui, brave et bon, se laisse guider avec confiance, en sacrifiant même à l'art de guérir, raisonnablement pratiqué, les préjugés les plus enracinés.

(1) Du verbe *detergere*, nettoyer.

acide carbonique libre. Ce gaz la rend plus franchement excitante et diurétique. On dit même qu'il serait capable de provoquer un certain état d'ivresse : fait que je n'ai pas encore observé. L'eau ingérée arrive à l'estomac : elle y est agitée par les mouvements de l'organe ; et poussée vers le pylore, elle tombe dans le duodénum qu'elle parcourt. Au delà, elle disparaît en pénétrant par absoption dans les voies circulatoires. Vous savez que j'ai donné le nom de *bain gastro-duodénal* à ce séjour de l'eau en nature, telle qu'elle est ingérée, dans les parties supérieures des organes digestifs ; et, je vous ai démontré que ce mode d'application des eaux minérales naturelles est aussi important que le bain proprement dit. L'estomac étant vide d'aliments, introduisez en buvant, dans sa cavité et par prises suffisamment espacées, un, deux ou trois verres d'eau : cette eau y séjournera plus ou moins, de demi-heure à une heure, roulée en tous sens par les mouvements de l'organe ; ensuite, elle franchira le pylore et viendra baigner le duodénum. Rien n'égale la puissance de ce bain, lorsqu'il est administré selon les règles de l'art ! C'est un des grands moyens de la médication de Vichy ; et, je suis persuadé que c'est là tout le secret du mode d'action que la plupart des eaux minérales naturelles excercent sur la fonction d'absorption. Or, que va-t-il advenir de ce bain ? d'exciter l'organe, sans doute, et tout ensemble de nettoyer et d'assouplir la muqueuse, d'y favoriser la circulation. Vous pouvez, d'abord, par analogie, affirmer la réalité de ce fait ; mais, sa démonstration est donnée directement par une expérience séculaire et des observations multipliées. L'eau de Vichy excite l'estomac et le duodénum et par cela même elle réveille et accroît le sentiment de la faim, le besoin de prendre et de lester l'estomac. Par son action détersive et excitante, elle nettoie la muqueuse et la met en état de sentir, comme à l'ordinaire, l'impression des boissons et des aliments. De là, vont résulter une sécrétion des sucs digestifs, plus prompte, mieux élaborée, des mouvements plus énergiques et plus mesurés ; enfin, une chymification qui, s'approchant de plus en plus de la perfection, préparera ainsi les matériaux d'une chylification plus parfaite.

Il me semble que je n'ai pas besoin de m'étendre sur la nature de l'excitation gastrique et duodénale provoquée par l'eau de Vichy : c'est une excitation simple, analogue à celle que provoquent tous les agents excitants légers, tous les remèdes stomachiques, qui n'ont point d'effets vénéneux. Et, pour ce qui est de l'action détersive, j'en parlerai tout à l'heure, plus amplement, lorsqu'il s'agira de l'action de ces eaux sur la muqueuse des voies urinaires. J'arrive donc sans tarder à l'eau absorbée. Le fait même de l'absorption fait perdre à l'eau minérale son individualité. Ses principes constitutifs, dissociés, mêlés au sang et aux diverses humeurs, imprègnent, sans doute, toutes les parties et se présentent bientôt, ensemble ou séparément, aux organes d'élimination. Que deviennent-ils dans ce parcours? Quelle action y déploient-ils? C'est ce que nous ignorons. Je crois pouvoir affirmer, après une étude attentive de la question, et me basant sur mes propres expériences et mes observations personnelles, que la présence de ces principes, aux doses habituelles, aux doses médicinales si vous préférez, est à peu près indifférente. L'eau absorbée joue, ici, le rôle de l'eau : cela va de soi. Quant aux principes alcalins, au chlorure de sodium, à l'acide carbonique, ce n'est pas la faible quantité qui en est jetée dans les parties viscérales qui peut beaucoup influer sur le jeu intime des éléments organiques et sur la constitution des humeurs élémentaires. En tout cas, si ces principes agissent après absorption, ils ne peuvent manifester d'autre action que celle qu'ils exercent à la surface du corps ; ils ne peuvent qu'exciter et nettoyer. Cependant, on a soutenu, au sujet de cette action cachée ou profonde des eaux de Vichy, une foule d'opinions vaines. Les uns ont dit : ces eaux produisent l'anémie. Aussitôt, d'autres ont affirmé qu'elles engendraient la pléthore ? Le fait est que, par elle-même, en tant que remède, l'eau de Vichy est incapable de provoquer soit la pléthore sanguine, soit l'anémie. Ensuite, sont venus les chimistes, et ce qu'on nomme des chémiâtres (1), qui ont imaginé d'acidifier un peu les humeurs, afin de se donner le souci et tout ensemble la satisfaction de saturer l'acide organique au moyen des sels alcalins. Malheureusement pour ces esprits trop profonds, ces théories renou-

---

(1) Chémiâtre, chimiâtre : comme qui dirait *Médecin-chimique* ou qui s'inspire de la chimie. Cette qualification s'applique, dans l'Histoire de la médecine, aux théoriciens qui ont imaginé de nier le mode physiologique et ses lois, et de soumettre les phénomènes des corps vivants, en tant que vivants, aux lois de la chimie, c'est-à-dire de l'affinité : erreur de principes, résultant d'une observation insuffisante de la nature ; et qui, paraît-il, n'est pas encore entièrement dissipée.

velées du XVI⁰ siècle ne reposent sur rien de réel. On est étonné de
voir reparaître à notre âge, cette pathologie gothique, radoteuse et
fantasque, fondée jadis sur la lutte prétendue de l'Acide avec l'Alkali.
Et Molière, n'est plus là! Il faut, un peu de chimie à la médecine,
j'en conviens, mais pas trop; et je désapprouve ces auteurs qui, pour
nous éblouir, ne craignent pas de mettre une chimie douteuse au service d'une pathologie imaginaire! Après un moment de vogue, ils sont
décriés et disparaissent rebutés à la fois et des vrais chimistes et des
médecins sensés. Enfin, que dirai-je de ces abstractions qui, sous le
nom de diathèses, ont, dans ces derniers temps, asservi la pathologie et
bouleversé la médecine? J'hésite, car je me lasse d'avoir sans cesse à
heurter les opinions reçues. Vous connaissez mes idées sur la diathèse.
Vous savez que, pour moi, l'affection diathésique appartient au tempérament et ne représente ni l'état morbide chronique des modernes,
ni la vague prédisposition des anciens (1). Je me vois donc encore
obligé, Messieurs, de déclarer devant vous que je considère la diathèse classique, l'herpétisme, l'arthritisme et tant d'autres choses
du même genre dont nos livres sont encombrés, comme des expres-
sions dépourvues de sens. Je ne conçois pas que des hommes de grande
science, et que nous devons d'ailleurs respecter, aient pu croire à
la possibilité d'adresser des remèdes, proclamés arbitrairement des
spécifiques, à de pures abstractions! Non, je n'admets pas que les eaux
alcalines gazeuses, le bicarbonate de soude, l'eau de Vichy, par
exemple, soient les agents curatifs, comme spécifiques, d'un état ab-
strait qualifié d'arthritique; et je n'accorde pas davantage l'action re-
constituante ou débilitante de tels remèdes, de pareilles eaux.

Mais, abandonnons ce fatras à ceux qui l'admirent et qui, je le re-
connais volontiers, savent en tirer, au point de vue académique, d'assez
beaux effets. Revenons à l'observation de la nature, à la réalité même!
Les principes constitutifs de l'eau de Vichy, après avoir imprégné l'organisme, sont présentés aux émonctoires par le jeu de la circulation;
et l'on a suivi, d'abord, les modifications que leur présence introduit
dans les produits de l'excrétion urinaire. L'urine normale est neutre,

____

(1) Je n'admets pas davantage que la diathèse soit un tempérament *morbide*. Il
n'y a pas, en effet, de tempérament morbide, par la raison simple que le tempérament, d'après la définition, est un fait d'ordre normal.

comme vous savez, et le plus souvent acide. Or, on peut toujours saturer cette acidité, d'ailleurs faible, on peut communiquer même à l'urine une réaction alcaline, et une action dissolvante plus élevée par rapport à l'acide urique et aux urates, au moyen de quelques verres d'eau de Vichy. De là résultent des effets qui, certainement, ne différeront pas de ceux que nous avons constatés lorsqu'il s'est agi de la peau et de la muqueuse stomacale. Ce sera donc une espèce de bain détersif et excitant que nous allons donner à la muqueuse des voies urinaires ; mais, ici, l'application de l'eau n'étant pas immédiate, n'étant pas directe, son action sera moins puissante. Toutefois, on arrive encore à des effets remarquables, quand on a soin de diluer suffisamment les urines rendues alcalines. Ce tour de main, destiné à confectionner une humeur urineuse capable de former un bain alcalin analogue au bain ordinaire, s'effectue en augmentant notablement la quantité de l'urine, c'est-à-dire de sa partie aqueuse, non pas au moyen d'une ingestion plus abondante d'eau de Vichy, ce qui, sans doute, pourrait devenir préjudiciable, mais au moyen de prises de lait, de prises d'eau commune, d'eau gazeuse simple ou de quelque eau acidule à peine minéralisée. Ce que je dis là des organes urinaires soumis à l'influence des principes alcalins et de l'eau, doit s'entendre également, par analogie, car l'observation directe n'est pas possible, des organes de la sécrétion et de l'excrétion biliaire. En premier lieu, nous pouvons admettre une modification dans les caractères mêmes de l'humeur bilieuse qui, par l'absorption d'une quantité suffisante d'eau de Vichy, deviendrait plus abondante et plus fluide, plus homogène, moins chargée de particules solides et, par conséquent, plus coulante ; et, secondement, nous pouvons admettre aussi une action excitante et détersive provoquée par cette bile devenue plus aqueuse et plus alcaline. Est-il nécessaire de mettre en saillie ce qui doit résulter de ce double effet pour l'éjection de la bile ? On compare volontiers, sous le rapport de l'accumulation et de l'expulsion des humeurs, ce qui se passe habituellement dans l'appareil urinaire et dans le biliaire : pourquoi ne poursuivrait-on pas cette comparaison, lorsqu'on tient l'organisme entier sous l'influence de l'eau de Vichy ? Pourquoi la bile, un peu plus alcaline et diluée, ne formerait-elle pas, elle aussi, une sorte de bain à la muqueuse des voies biliaires ?

Dans cette action détersive du bain alcalin appliqué aux voies urinaires, action sur laquelle je veux insister de nouveau à cause des
conséquences que nous allons en tirer encore par rapport à des organes plus cachés, nous voyons les principes actifs des eaux de Vichy
débarrasser la muqueuse de ses excrétions ; et ce résultat remarquable
me conduit à vous entretenir de l'action des eaux alcalines sur le
mucus et sur l'humeur catarrhale même : d'autant que vous pourrez,
ici, à l'examen des urines, observer directement cette action. Les médecins anciens, ceux des trois derniers siècles en particulier, l'ont
connue ; il me suffira, pour vous en convaincre, de vous rappeler les
opinions soutenues par eux, sur la dégénérescence muqueuse des humeurs, sur la matière des engorgements qu'ils rapportaient à cette
dégénérescence, ainsi que sur les vertus fondantes et désobstruantes
qu'ils attribuaient aux substances alcalines, sodiques et savonneuses.
L'eau s'incorpore au mucus, elle le gonfle, en diminue la viscosité, mais
ne le dissout pas. Les solutions alcalines étendues opèrent sa dissolution : c'est, en deux mots, ce qu'enseigne la Chimie. Les médecins ont
tiré une action curative de cette propriété : ils attaquent directement le
mucus et cherchent à le rendre plus coulant, à le dissoudre même à
l'aide de ces solutions ; ou bien ils provoquent une hydro-alcalisation
des humeurs sécrétées en livrant à l'absorption une quantité suffisante
de boisson alcaline et en amènent ainsi, par voie indirecte, la liquéfaction. Les solutions alcalines étendues et les humeurs rendues alcalines
ne se combinent pas seulement au mucus normal, mais aussi bien au
mucus anomal et dénaturé ; et, par cette action chimique, elles rendent les humeurs plus fluides, désagrègent et séparent les parties des
corps que le mucus cimentait. Cette liquéfaction et cette dissolution ont
une autre influence lorsque la matière muqueuse est en excès : elles
débarrassent les surfaces, en facilitent le nettoiement ; et la muqueuse,
ainsi détergée, se trouve plus apte à sentir et à fonctionner. Vous ap-
percevez aussitôt les applications qu'on peut faire de l'eau de Vichy,
au nettoiement des voies urinaires, par l'intermédiaire d'une urine
rendue alcaline et en même temps plus aqueuse, non seulement dans la
simple irritation avec formation d'une quantité plus abondante de
matière catarrhale muqueuse, mais encore dans la lithiase ; et, sans
plus insister sur des faits évidents, permettez-moi de retourner aux

organes de la digestion et aux altérations, encore peu connues, du mucus des voies digestives, qui exigent une application des propriétés dissolvantes de l'eau de Vichy.

Et, d'abord, il ne faut pas confondre avec le mucus, les produits excrétoires et exsudatifs des irritations de l'estomac, de nature catarrhale ou de toute autre nature : ces matières, vulgairement qualifiées de saburrales, contiennent sans doute une certaine proportion de cette humeur, mais mal élaborée et dénaturée par un mélange de leucocytes et de produits épithéliaux anomaux. La pituite forme une des altérations du mucus des plus fréquentes ; elle a joué un très grand rôle dans la pathôlogie humorale. Le mucus anomal, qui la représente, est abondant, filant, s'agglomérant en grandes masses comme le blanc d'œuf incomplètement déchiré, mais sans cohésion, incolore, ou teinté de jaune ou de vert par les éléments de la bile, et mêlé à de la salive. Telle est la pituite gastrique ou pituite proprement dite ; et j'imagine que, sous l'influence des mêmes causes qui la provoquent, il peut s'établir une affection analogue de la muqueuse du duodénum et des organes biliaires. Une autre altération du mucus est celle où cette humeur sécrétée en petite quantité, quoique avec plus d'abondance qu'à l'état normal, forme une matière tenace et adhésive, se pelotonne, s'épaissit, enveloppe et lie trop fortement les substances qui s'y mêlent. Cette altération, qui n'a pas grande importance dans des voies larges, en acquiert une extrême dans des voies étroites, comme les canaux d'excrétion de l'appareil biliaire. Ces diverses anomalies, qui, peut-être, sont plus nombreuses et plus variées, altèrent le jeu des organes digestifs. Et, premièrement, la muqueuse trop imbibée, recouverte d'un mucus contre nature, perd sa sensibidité, sa tonicité : ceci est incontestable. L'est-il aussi, qu'un excès de mucus tenace et adhésif, venant à enduire la muqueuse de l'estomac, puisse s'opposer au jaillissement du suc gastrique, d'ailleurs normal, et le tienne emprisonné dans les canaux glandulaires ? On l'a dit ; mais j'ai peine à croire à la réalité d'un tel fait. En second lieu, l'accumulation du mucus, de la matière saburrale et pituiteuse, dans la cavité gastrique, fait obstacle à la parfaite chymification, soit en diluant le suc gastrique, soit en liant trop fortement les aliments ou en recouvrant les fragments alimentaires d'une espèce de vernis inattaquable, soit en traversant la fermentation peptonéique par des fermentations irrégulières. Enfin, dans les voies biliaires, un mucus anomal dénature la bile, peut la décomposer, devenir l'origine de concrétions, y former même, peut-être, des masses humorales qui oblitèrent ces voies. Or, à l'ensemble de ces cas, conviennent les eaux de Vichy dont l'effet immédiat sera de déblayer la muqueuse. Mais ce n'est là qu'une action médicinale de cause externe (1) dont je ne méconnais certes pas la haute importance : je trouve seulement, qu'employée à titre de médication unique, elle forme, en général, une méthode de traitement trop restreinte, incomplète et à laquelle il importe de ne point se limiter, lorsqu'on veut arriver à des résultats thérapeutiques décisifs. Vous remédierez donc tout ensemble aux causes mêmes qui entretiennent, après les avoir engendrées, ces perversions sécrétoires, et par ces causes j'entends les erreurs de régime, les intoxications populaires (2), les affections morales, le défaut de rapport et le désordre des excrétions. Vous considérerez surtout, dans l'établissement de cette médication, l'état des excrétions par rapport à ce qu'elles devraient être d'après le tempérament du sujet qui vous est soumis : car vous devez savoir qu'une exhalation cutanée imparfaite, qu'une urination ou des déjections constitutionnellement insuffisantes, ont une suprême influence sur la formation et la persistance de tous ces vices de la sécrétion gastro-hépatique et duodénale. En vous inspirant de cet enseignement qui m'est propre, vous ne serez point limités, comme le commun des praticiens, à la seule administration de quelques verres d'eau minérale, vous ne méconnaîtrez pas l'étendue et la complexité des indications; et vous arriverez sûrement à instituer des méthodes curatives mieux appropriées aux désordres des organes digestifs.

Je passe à d'autres considérations. Les humeurs acides à l'état normal sont les urines, la sueur et le suc gastrique. Nous rendons aisément, comme je l'ai dit, les urines neutres et même alcalines au moyen des eaux de Vichy; or, il paraît que nous pourrions arriver à faire subir une semblable transformation à la sueur. Quant au suc gastrique, c'est autre

---

(1) J'ai divisé les actions médicinales ou curatives en actions médicinales de cause interne et de cause externe, suivant le rôle que joue l'organisme dans leur formation.

(2) C'est l'alcoolisme, le nicotinisme, etc. Faudra-t-il bientôt y joindre le morphinisme ?

chose : quelle que soit la quantité d'eau alcaline ingérée, il ne perd pas son acidité. J'entends, n'est-ce pas? le suc gastrique vrai, normal, celui qui est sécrété sous l'influence des matières alimentaires agissant sur une muqueuse en bon état. Mais, on peut toujours saturer les acides anomaux des voies digestives: et c'est une des applications courantes des eaux de Vichy. Je vous ferai remarquer cependant, que le moyen le plus sûr de faire cesser la pyrosis vulgaire, la pituite et la gastrorrhée acide qu'on vient de décorer, en Allemagne, du nom pompeux de *gastroxye*, n'est pas de gorger d'eau et de bicarbonate de soude, mais de supprimer entièrement l'usage du vin.

Messieurs, il me semble que vous devez maintenant vous représenter avec netteté l'action détersive que l'eau de Vichy exerce sur l'ensemble des surfaces du corps humain. Vous savez les modifications remarquables qu'elle introduit dans les diverses humeurs excrétées; vous connaissez les effets de l'excitation qu'elle provoque sur les organes digestifs. Il ne me reste plus qu'à vous exposer son influence sur le système des excrétions, c'est-à-dire son action apéritive (1). Alors, vous posséderez, dans son ensemble, toute la théorie médicinale de l'eau de Vichy.

Le bain de Vichy, ai-je dit, semblable en cela au bain ordinaire, soutient l'action de la peau et provoque la diurèse. Considérons ce que va produire l'eau ingérée. En tant que boisson d'eau alcaline gazeuse, l'eau de Vichy soutient et force l'action des reins : elle accroît sensiblement l'excrétion urinaire, rend plus prompte l'éjection des urines et des sédiments, tout en diminuant, en supprimant même l'excrétion intestinale. Tel est l'effet de cette eau froide ; et elle poussera d'autant plus aux urines qu'elle sera plus froide et par conséquent plus chargée d'acide carbonique libre. La diminution de l'excrétion intestinale, que je viens de signaler, mérite de fixer un moment votre attention, car la constipation est un écueil de la médication de Vichy. Ce résultat peut être utile, je le sais, dans certaines circonstances où l'excrétion intestinale est vraiment exagérée ; mais il est généralement nuisible et il vaut mieux le prévenir. C'est ce qui fait une loi de maintenir l'excrétion intestinale pendant l'administration des eaux de Vichy; et le moyen le meilleur

(1) Du verbe *aperire*, ouvrir. Les apéritifs sont des remèdes qui rendent plus facile, soutiennent et accroissent le jeu du système des excrétions.

et tout ensemble le plus simple de remplir cette indication, est de faire
prendre assidûment, chaque jour, un grand lavement d'eau tiède, au-
quel on ajoutera, si c'est nécessaire, une quantité convenable de quelque
agent laxatif. Je vous engage à éviter ces purgations populaires d'un
usage si banal, parce qu'il importe de ne faire passer dans l'estomac,
durant la cure, que de l'eau minérale et des aliments. Voilà pour ce qui
est de l'action de l'eau de Vichy froide ; la chaleur y ajoute d'autres
vertus. L'eau tiède et l'eau chaude soutiennent, non seulement l'excrétion urinaire, mais encore l'excrétion cutanée : l'eau de l'Hôpital, par
exemple, d'une façon moins décidée que celle de la Grande-Grille.
Cette dernière possède au maximum l'action diaphorétique ; aussi,
représente-t-elle le type de l'eau de Vichy. Et, de même que le système
cutané de l'homme et son genre d'organisation sont mieux disposés au
bain tiède qu'au bain froid, ce que démontre l'institution universelle
des stations thermales, utilisées dans tous les temps, dans tous les
lieux, par les sauvages et les barbares, comme par les peuples civi-
lisés, de même, l'eau chaude de Vichy forme un bain gastro-duodénal,
à température constante, bien supérieur, d'après ce que disent et l'observation et l'expérience, à celui que peut former l'eau froide gazeuse,
alcaline.

Mais, ce serait concevoir superficiellement les effets que l'on peut
tirer de l'action excrétoire des eaux de Vichy, froides, tièdes, chaudes,
que de les considérer d'une façon aussi générale. Il faut rappeler ces
effets à la forme propre que présente le système des excrétions dans
chaque sujet, que cette forme, liée au tempérament, soit constitution-
nelle ou diathésique, ou bien que, se rattachant à l'état morbide, elle
soit en quelque sorte passagère et accidentelle. Car, le médecin doit
premièrement s'efforcer de rétablir l'ordre le plus naturel dans le jeu
de ce système ; et vous remarquerez aussitôt, que si l'eau tiède de
l'Hôpital est applicable à des cas où toutes les excrétions paraissent
être dans un accord suffisant, celle des Célestins conviendra plus parti-
culièrement aux sujets qui, suant beaucoup, urinent peu ; et l'eau de la
Grande-Grille à ceux qui, rendant une assez forte quantité d'urine, ont
la peau sèche et transpirent difficilement. A cette concordance des excrétions et aux rapports qui doivent exister, dans les conditions essen-
tielles de tempérament, entre l'absorption, les excrétions et l'accumu-

lation des humeurs dans le tissu des organes ou dans les voies capillaires, se rattache encore une autre question des plus importantes, celle des crises. Je vais m'efforcer d'y répondre brièvement; et c'est par là que je terminerai ce discours.

Bien des maladies aiguës et chroniques, pour ne pas dire l'ensemble des maladies, et je n'en excepte point les accidentelles, arrivent à leur solution, au jugement, à la crise, comme vous voudrez, au moment même où se produit un mouvement excrétoire, soit général, soit particulier. Or, nous ne savons jamais quel sera le mode de cette excrétion critique, nous ne pouvons pas dire d'avance si toutes les voies seront affectées, ou plusieurs, ou même une seule. Ayez donc pour règle, et c'était la pratique du grand Barthez (1), de soutenir le système entier des excrétions en le ramenant par degrés aux conditions qui se rapprochent le plus de l'état normal ; et d'épier soigneusement l'apparition et le développement de la décharge critique. Cette détermination de la forme que va revêtir la crise dans les fonctions d'excrétion est un des secrets de notre art; car, il importe, avant tout, de ne pas contrarier ce mouvement organique qui marque le retour à la santé, qui est même une des conditions de cette restauration. L'art consiste à tâter en quelque sorte l'organisme qui se dispose à la crise ; et sous ce rapport, les eaux minérales naturelles, lorsqu'on ne les applique pas avec violence, sont de véritables pierres de touche. Vous ferez donc entrer l'action propre des eaux de Vichy, tirée de leur constitution chimique et de leur température, dans une médication composée de telle sorte, que le système excrétoire soit d'abord modérément excité. Et, dans ce but, vous n'emploierez que de faibles quantités de ces eaux, juste ce qu'il en faut pour soutenir les excrétions : ce sera la première période du traitement. Mais aussitôt que vous aurez discerné la voie, ou générale, ou particulière, que va suivre l'excrétion critique, vous forcerez plus ou moins les doses, en mettant en usage exclusivement l'eau chaude ou l'eau froide, ou bien en les combinant ; et vous ajouterez, par des moyens balnéaires et thérapeutiques appropriés, ce qui viendrait à manquer à l'action de l'eau de Vichy, pour assurer, fortifier, compléter enfin le dégagement critique.

(1) Voyez ses *Consultations de Médecine*, publiées par J. Lordat. Paris, 1810.

Ainsi, l'eau de Vichy nettoie les surfaces du corps vivant, l'exté-
rieure et l'intérieure, celles par lesquelles il absorbe, celles par lesquelles il excrète et se dépure ; et, en même temps, elle dégage la
voie gastro-duodénale, urinaire et biliaire ; enfin elle facilite l'action
des organes d'absorption et d'excrétion. Cette eau agit donc en quelque
sorte aux deux pôles de l'activité altérante nutritive, en même temps
que sur la sensibilité générale ; et c'est par là qu'elle affecte sympa-
thiquement le système entier des fonctions.

En prenant congé de vous, Messieurs, à la fin de ces leçons, permettez-moi de vous exprimer ma gratitude pour l'attention bienveillante
et désintéressée que vous m'avez accordée : laissez-moi vous dire aussi
les vœux que je forme pour l'heureux succès de vos études médicales ;
et l'espoir que j'ai de vous retrouver dans cette enceinte, à la reprise du
Cours, satisfaits les uns et les autres du temps écoulé et du travail ac-
compli. Vous connaissez le plus ardent de mes désirs : je voudrais qu'une
génération puissante, indépendante, originale, éprise sincèrement de
la nature, dégoûtée du verbiage des académies, des écoles, des livres,
venant à s'élever parmi nous, s'emparât enfin de la Médecine pour la
tirer du chaos, j'allais dire du néant. Je l'appelle à haute voix cette génération : et je veux que vous rendiez témoignage de mes efforts à hâter
son avènement par les préceptes et par les exemples que je donne chaque
jour. Eh ! mes chers élèves, vous-mêmes, ne seriez-vous pas cette fleur
prête à éclore, dont j'attends de si beaux fruits ?... Cependant, quelque
ardeur que vous mettiez à la poursuite de la science, quelque assiduité
que vous apportiez à la pratique de l'art, je vous en prie, arrêtez-vous
quelquefois, afin de vous appliquer à l'éducation de vos facultés morales et littéraires. Tenez votre esprit sans cesse élevé, en le vouant au
culte du réel, du vrai, du beau ; car, vous ne devez jamais oublier que si
le parfait médecin doit être le plus savant, il doit être aussi, parmi les
hommes, le plus éclairé, le plus libéral, le plus bienveillant et le plus
sincère. Cette haute culture intellectuelle que je vous prescris, à vous
qui marchez à la tête des professions libres, sera votre sauve-garde, au
milieu d'un monde ou débordent sans contrainte toutes les passions.
Elle vous donnera l'énergie nécessaire à répudier cet esprit de jalousie

indécente, d'intrigue oblique et de coterie mercantile qui fait commettre tant de lâchetés, et qui, malheureusement, a fini par nous avilir. Redressez-vous donc, Messieurs, et marchez, le front haut, à la conquête de la nature, l'œil fixé sur l'idéal. Et ne craignez pas, quoi qu'on en dise, de vous égarer dans le ciel. Vous serez toujours suffisamment fixés à la terre par la cohorte des sots titrés, chamarrés, parés, qui, soyez-en certains! ne manqueront pas une occasion de vous rappeler, en embarrassant votre voie, que nous ne sommes que poussière. Ecartez-les sans colère, car, même en faisant volontairement le mal, ils ne savent ce qu'ils font. Est-ce qu'on se révolte contre la pierre qui encombre le chemin, contre l'ornière qui le défonce? Vous éloignez la pierre, vous comblez l'ornière et vous passez sans plus y penser. D'ailleurs, sachez bien qu'ils seront assez punis d'être forcés, par leur orgueil même et leur vanité, de renfermer dans leur âme, où la jalousie fermente, sans pouvoir jamais l'exprimer librement, naïvement, en public, comme le reste des hommes, le sentiment qu'ils éprouvent de votre propre supériorité qui les accable et qui les courbe jusqu'au sol.

FIN.

Paris. — A. PARENT, imprimeur de la Faculté de médecine, A. DAVY, successeur, 52, rue Madame et rue Monsieur-le-Prince, 14.